AF246028

NOTICE

SUR

L'EAU DE MER ÉPURÉE GAZEUSE.

·PRÉPARÉE PAR

M. PAQUIER,

Pharmacien à Fécamp,

APPROUVÉE PAR

L'ACADÉMIE ROYALE DE MÉDECINE.

DÉPOT GÉNÉRAL A PARIS :

Chez M. LERICHE, place Bertin-Poirée, 3 ;

Quai de la Mégisserie, près le Pont-Neuf.

Cette Préparation étant brevetée, tout contrefacteur ou débitant de bouteilles qui ne seraient pas conformes à l'étiquette qui se trouve sur la couverture, sera poursuivi conformément à la loi.

Toute demande doit être adressée franco, au dépôt général à Paris.

1843

DOSES ET MODE D'EMPLOI

DE L'EAU DE MER GAZEUSE.

1º **COMME PURGATIF** : Une bouteille le matin, et quelques tasses de bouillon aux herbes.

2º **CONTRE LA CONSTIPATION** : Un verre le soir, une heure avant de se coucher.

3º **COMME FONDANT** : dans les cas de *scrofules, maladies de la peau, phthisie pulmonaire, obstructions, etc.,* par petites tasses, plusieurs fois dans la journée, soit seule, soit mêlée à du lait, à de l'eau tiède, à une infusion aromatique ou émolliente quelconque.

4º **COMME VERMIFUGE** : Un verre mêlé à du lait chez les enfants de 4 à 7 ans. Augmenter la dose selon l'âge et la force de l'enfant.

5º **CONTRE LES FLUEURS BLANCHES** : En injections d'abord avec moitié eau, puis avec un tiers, puis pure.

6º **CONTRE LA GONORRHÉE** : en lavements.

NOTICE

sur

L'EAU DE MER ÉPURÉE GAZEUSE.

Quand on lit les observations éparses dans la science et les travaux spéciaux d'un grand nombre d'auteurs sur les propriétés médicales de l'eau de mer *prise à l'intérieur*, on est étonné qu'un agent aussi puis--sant, et dont l'efficacité est aussi bien constatée, n'occupe pas dans le traitement d'un grand nombre de maladies la place qu'il mérite. Combien d'autres substances, qui n'ont pour elles ni la même autorité des noms, ni surtout la même autorité des faits, ont joui cependant, et jouissent encore d'une faveur beaucoup moins légitime que celle qui devrait s'attacher à l'eau de mer !

Cette sorte d'oubli dans lequel l'usage interne de l'eau de mer était tombé tient à deux causes principales :

1° A la saveur désagréable de ce liquide ;

2° A sa rapide altérabilité qui en rendait le transport à peu près impossible dans les lieux éloignés des bords de la mer.

C'est à ces deux inconvénients que M. Paquier vient d'obvier d'une manière extrêmement heureuse.

La préparation qu'il fait subir à l'eau de mer, sans la priver d'aucun de ses principes médicamenteux, sans altérer en rien la nature et la composition, ainsi que cela a été démontré par l'analyse chimique faite par l'Académie royale de médecine, lui enlève sa saveur répugnante, la rend propre à être conservée indéfiniment et transportée aux distances les plus éloignées.

Pour faire usage de l'eau de mer à l'intérieur, il ne sera donc plus besoin de se déplacer et d'aller vers les côtes. L'eau épurée par M. Paquier peut être envoyée dans tous les lieux où elle sera demandée.

Même, sur les bords de la mer, à cause des matières animales et végétales qu'elle tient en suspension et qui lui donnent une odeur et un goût si désagréables, l'usage de l'eau de mer épurée de M. Paquier ne tardera pas à se généraliser et à être préféré à l'usage de l'eau prise sur le rivage.

Ajoutons qu'en la chargeant de gaz acide carbonique, M. Paquier a fait de ce liquide une boisson presque agréable, limpide et gazeuse qui, dans tous les cas, offre une saveur infiniment plus supportable que celle de l'eau de Sedlitz, si généralement employée aujourd'hui.

PROPRIÉTÉS MÉDICALES.

1° L'EAU DE MER EST PURGATIVE.

Nous avons peu de choses à ajouter, à ce sujet, au rapport si bien fait de M. Rayer. (V. plus bas.)

Les propriétés purgatives de l'eau de mer sont connues de toute antiquité. Son emploi, à cet égard, est populaire, et s'il ne s'est pas généralisé davantage, si l'eau de mer n'est pas devenue en tous lieux le purgatif par excellence, il ne faut l'attribuer qu'aux deux inconnvénients que nous avons déjà indiqués, et que M. Pasquier vient de faire disparaître avec tant de succès.

Aujourd'hui, l'emploi général de l'eau de mer comme purgatif, ne présente plus aucune difficulté. D'après l'opinion de l'Académie royale de médecine, *l'eau de mer purge mieux et plus énergiquement que l'eau de Sedlitz.* Les malades des hôpitaux sur lesquels M. Rayer en a fait l'essai n'en ont éprouvé aucun inconvénient.

On peut donc l'employer dans tous les cas où les purgatifs sont indiqués, cas si nombreux que leur énumération seule nous entraînerait au delà de justes limites, et qu'il serait d'ailleurs superflu d'indiquer à des médecins.

Cependant nous appelons spécialement leur attention sur une incommodité aussi fréquente que pénible sur la

Constipation,

que trop souvent les ressources actuelles de l'art sont impuissantes à guérir.

D'après des expériences nombreuses et dont les résultats nous ont été communiqués par les praticiens les plus éminents, le véritable spécifique de cette affection qui tourmente si généralement les personnes nerveuses, les hommes de lettres et de cabinet, etc., est l'eau de mer administrée de la manière suivant :

Un verre le soir, une heure avant de se coucher.

Il est rare que la première dose ne soit pas suivie d'un effet satisfaisant, dont le bénéfice se prolonge pendant les trois ou quatre jours suivants. En renouvelant la même dose aussitôt que la précédente ne fait plus sentir son action, on parvient, au bout de quelques semaines, à régulariser les selles et à leur donner une périodicité quotidienne.

C'est, nous le répétons, d'après des exemples aussi nombreux qu'authentiques, que nous préconisons l'eau de mer comme le remède le plus et le seul efficace contre la constipation même la plus opiniâtre et la plus invétérée. Il est bien entendu que, dans ces derniers cas, la dose d'eau de mer doit être proportionnée à l'opiniâtreté et à l'ancienneté de la maladie. Nous l'avons vue réussir là où tous les autres remèdes avaient échoué.

2° L'EAU DE MER EST FONDANTE.

Russel, célèbre médecin anglais, a recueilli, à ce sujet, trente-neuf observations qui prouvent l'efficacité incontestable de l'eau de mer prise à l'intérieur dans les

Scrofules internes et externes ;

Les maladies de la peau ;

Les engorgements du foie ;

Les concrétions biliaires ;

La phthisie ;

Les tumeurs blanches, etc., etc.

Voyez, à cet égard, son ouvrage intitulé, *de Tabe glandulari, sive de usu aquæ marinæ in morbis glandularum Dissertatio.* (Oxonn. 1749.)

Voici dans quel ordre Russel a rangé les maladies contre lesquelles on doit recourir à l'eau de mer et pour lesquelles une longue expérience a constaté l'efficacité.

1° Toutes les obstructions récentes des glandes mésentériques et intestinales ;

2° Toutes les obstructions des glandes du poumon et des autres viscères qui occasionnent si souvent la phthisie ;

3° La tuméfaction récente des glandes du col ou des autres parties du corps ;

4° Les tumeurs récentes des articulations qui ne sont pas ulcérées, squirrheuses, ni cancéreuses, et qui ne proviennent pas de la carie des os ;

5° Les fluxions récentes sur les glandes des paupières ;

6° Toutes les affections de la peau, depuis l'érysipèle jusqu'à la lèpre ;

7° Les maladies de l'intérieur des narines avec épaississement de la lèvre supérieure ;

8° Les embarras des reins sans inflammation, si d'ailleurs ils ne contiennent pas un calcul trop volumineux ;

9° Les obstructions récentes et invétérées du foie.

Tous les médecins qui se sont occupés des propriétés médicales de l'eau de mer prise à l'intérieur, ont confirmé les opinions et les observations de Russel. *Buchan* en reconnaît l'efficacité dans les affections scrofuleuses et cutanées, et propose de l'administrer dans le carreau. Il la considère aussi comme

VERMIFUGE, et il voudrait qu'on la fît prendre aux enfants, coupée avec du lait. Les nombreuses expériences qui ont été faites depuis à cet égard démontrent tout ce qu'avaient de fondé les opinions de Buchan. Un grand nombre de médecins reconnaissent aujourd'hui que l'*eau de mer gazeuse* de M. Paquier est le meilleur *vermifuge* que l'on puisse employer.

Dans tous ces cas, l'*eau de mer gazeuse* ne s'administre pas aux mêmes doses que lorsqu'on l'administre comme purgatif. Un demi-verre, un verre au plus chaque fois soit seule, soit coupée avec du lait ou quelque boisson mucilagineuse, suffisent. Il est bon, dans les premiers temps, surtout, d'éviter l'effet purgatif. Son usage doit être continué assez longtemps et toujours d'une manière proportionnée à l'intensité et à la durée de la maladie que l'on veut combattre. Dans les affections récentes et d'une médiocre intensité, un demi-verre le matin, et un autre entre les deux repas suffiront en général. Dans les maladies anciennes et qui auront occasionné des désordres graves, on portera la dose à un verre, qu'on renouvellera trois ou quatre fois par jour, à des distances égales.

3° L'EAU DE MER PRISE A L'INTÉRIEUR PEUT REMPLIR UN GRAND NOMBRE D'AUTRES INDICATIONS.

Le remède par excellence des marins attaqués de GONORRHÉE est un lavement d'eau de mer répété plus ou moins souvent.

Russel a aussi beaucoup insisté sur ce point, et cite

de nombreuses guérisons de cette maladie obtenues par ce moyen.

Les fleurs blanches des femmes qui sont liées à un état atonique de la membrane muqueuse vaginale, affection si généralement répandue dans les villes, est combattue avec le plus grand succès par des injections d'eau de mer.

Plusieurs malades affectés de *syphilis* invétérée ont parfaitement guéri à la suite de l'usage de l'eau de mer gazeuse.

Buchan rapporte que, dans un cas de *fistule à l'anus,* cette maladie fut très améliorée par l'administration d'un petit verre d'eau de mer, matin et soir, pendant quelques semaines ; et il est à présumer, dit-il, qu'une guérison complète aurait pu s'ensuivre, si la situation du malade lui eût permis d'en continuer l'usage pendant un plus long espace de temps.

M. Keraudren, médecin-inspecteur en chef de la marine royale, dit : « On range aujourd'hui l'eau de mer » parmi les eaux minérales salines : sans doute, il n'en » est guère d'aussi actives, ou qui contiennent une plus » grande quantité de différents sels..... Une femme scro- » fuleuse en a bu cent pintes et a été guérie. » (Diction- naire des sciences médicales, t. x.)

M. le docteur Assegond, qui a beaucoup étudié ce sujet, professe que : « de toutes les eaux minérales » salines, il n'en est guère d'aussi actives et qui con- » tiennent en dissolution une plus grande quantité de » sels. C'est à cette réunion de substances aussi·acti- » ves que peut être rapportée l'action puissante de cet

» agent thérapeutique. » (Manuel hygién. et thérap. des bains de mer, p. 82.)

Par ce qui vient d'être dit, ont voit quels services peut rendre à l'art de guérir *l'eau de mer gazeuse* préparée par M. Paquier, et tout ce qu'on peut attendre de ce médicament si puissant. Déjà la presse médicale presque tout entière s'est associée aux éloges donnés par l'Académie royale de médecine, et citer *la Gazette médicale*, *la Gazette des Hôpitaux*, *le Bulletin thérapeutique*, qui ont publié des articles fort honorables pour cette invention, c'est citer les journaux qui ont le plus de crédit et d'autorité auprès du public.

En résumé, *l'eau de mer gazeuse*, comme *purgatif*, nous paraît destinée à remplacer avec de grands avantages toutes les eaux purgatives *artificielles* qui trop souvent ne sont que le produit d'une industrie coupable et dangereuse pour la santé publique. *L'eau de mer gazeuse* est un médicament *naturel*, toujours identique, dont l'efficacité est constante, et dont l'action purgative est infaillible.

Comme *fondant et apéritif*, c'est un médicament qui, trop longtemps négligé malgré ses succès incontestables, est appelé à rendre les plus grands services dans la pratique de l'art. La modification profonde que l'eau de mer produit dans l'organisme la placera au nombre des agents qui ont une action salutaire, prompte et énergique sur toutes les maladies qui tien à un vice DU SANG et DES HUMEURS.

RAPPORT

SUR L'EAU DE MER GAZEUSE PRÉPARÉE PAR

M. PAQUIER, PHARMACIEN A FÉCAMP.

Par MM. HENRY et RAYER, rapporteurs.

Depuis longtemps les habitants des bords de la mer emploient, dans quelques circonstances, l'eau de mer en boisson comme purgatif; depuis longtemps aussi, les malades qui font, dans la belle saison, des cures de bains de mer, prennent quelquefois l'eau de mer à l'intérieur, soit comme purgatif, soit à plus faible dose comme résolutif. On sait, en outre, que plusieurs médecins, et plus particulièrement Russel, ont préconisé l'eau de mer en boisson dans le traitement d'un grand nombre de maladies.

Si l'examen rigoureux des remarques et des observations de cet auteur en a fait souvent désirer de plus positives et de plus concluantes, on ne peut contester qu'il ne soit résulté de ces premières expériences deux faits importants, savoir : que l'eau de mer peut être employée utilement comme purgatif, et qu'elle a paru favoriser chez plusieurs malades la résolution d'engorgements chroniques des ganglions lymphatiques.

Toutefois la difficulté de conserver l'eau de mer sans altération s'opposant à ce que l'on pût l'expédier avec avantage comme eau minérale sur le continent, un grand nombre de praticiens n'ont pu étudier et apprécier par eux mêmes les effets de ce remède, l'usage en est resté restreint à certaines localités et, le plus souvent, pendant les saisons chaudes et tempérées. J'ajoute que, dans ces localités même, les essais n'ont pas été nombreux, eu egard à la population des baigneurs ; la saveur désagréable de l'eau de mer étant un obstacle réel à son emploi.

M. Paquier, pharmacien à Fécamp, s'est proposé de débarrasser l'eau de mer des matières végétales ou animales qui s'opposent à sa conversation dans des vases clos, en la puisant au large et en la filtrant, et d'en masquer le goût desagréable en la chargeant de de gaze acide carboniques, et par conséquent d'en faire un médicament usuel.

Cent bouteilles d'eau de mer, ainsi préparées ont été adressées à la commission des eaux minérales, par M. Paquier. Plusieurs bouteilles de cette eau de mer rendue gazeuse, examinées quatre mois après leur reception, n'avait suivi aucune altération.

Comme membre de la commission des eaux minérales, j'ai été chargé de vérifier si l'eau de mer, ainsi purifiée et additionnée d'acide carbonique cessait d'être désagréable au goût et si elle conservait les propriété médicamenteuses de l'eau de mer qui n'a subi aucune preparation. Or il résulte des observations auxquelles

je me suis livré à l'hôpital de la Charité, que les malades prennent
sans répugnance l'eau de mer rendue gazeuse, et que l'addition de
l'acide carbonique masque réellement le goût désagréable de l'eau
de mer naturelle. Plusieurs malades, il est vrai, après avoir
trouvé le premier verre assez agréable se sont plaints du goût
salé des derniers verres, pris à des intervalles plus ou moins
éloignés ; mais cette manifestation du goût salé et amer de l'eau,
a dépendu, au moins en grande partie, de ce qu'on avait négligé
de bien boucher les bouteilles après la prise du premier verre, et de
les reverser dans un vase à moitié plein d'eau, pour prévenir le
dégagement de l'acide carbonique.

Il importe d'autant plus de prévenir le dégagement de ce gaz, que
la soif qui est la suite ordinaire de l'usage de l'eau de mer employée
comme purgatif, soif dont s'étaient plaints plusieurs malades qui
avaient négligé de prendre la précaution que nous venons de rap-
peler, est peu marquée et passagère, après l'usage de l'eau de mer
suffisamment chargée d'acide carbonique.

J'ai constaté que l'eau de mer gazeuse pouvait être administrée,
comme purgatif, dans les cas où l'on prescrit ordinairement les purgatifs salins. Une bouteille d'eau de mer gazeuse a une action purgative
un peu plus active qu'une bouteille de Sedlitz artificielle à 32 grammes.
J'ajoute qu'en étudiant comparativement l'eau de mer gazeuse et les
autres purgatifs, dans leurs effets évacuants et dans leurs effets plus
éloignés sur la constitution, j'ai été conduit à penser que l'eau de mer
offrait des avantages particuliers chez les individus d'une constitution scrofuleuse. — Cependant de nouvelles observations me parais-
sent encore nécessaires pour donner à cette opinion l'autorité d'un
fait acquis à la science.

Désormais, il sera facile de multiplier les expériences et de les
varier dans une foule de maladies contre lesquelles l'usage de l'eau
de mer à l'intérieur a été recommandé, soit à doses purgatives, soit
à doses altérantes.

En résumé, la commission des eaux minérales pense que M. Paquier, en filtrant de l'eau de mer et en masquant le goût désagréable par l'addition de l'acide carbonique, a fait une chose utile et
profitable à la thérapeutique.

Signé : **HENRY** et **RAYER**, Rapporteur.

Pour copie conforme:

Le secrétaire perpétuel,

PARISET.

PARIS. — IMPRIMERIE DE AP ET MAISTRASSE fils,
rue St-Hyacinthe-St-Michel, 33.

www.ingramcontent.com/pod-product-compliance
Lightning Source LLC
LaVergne TN
LVHW051034060726
842524LV00007B/2821